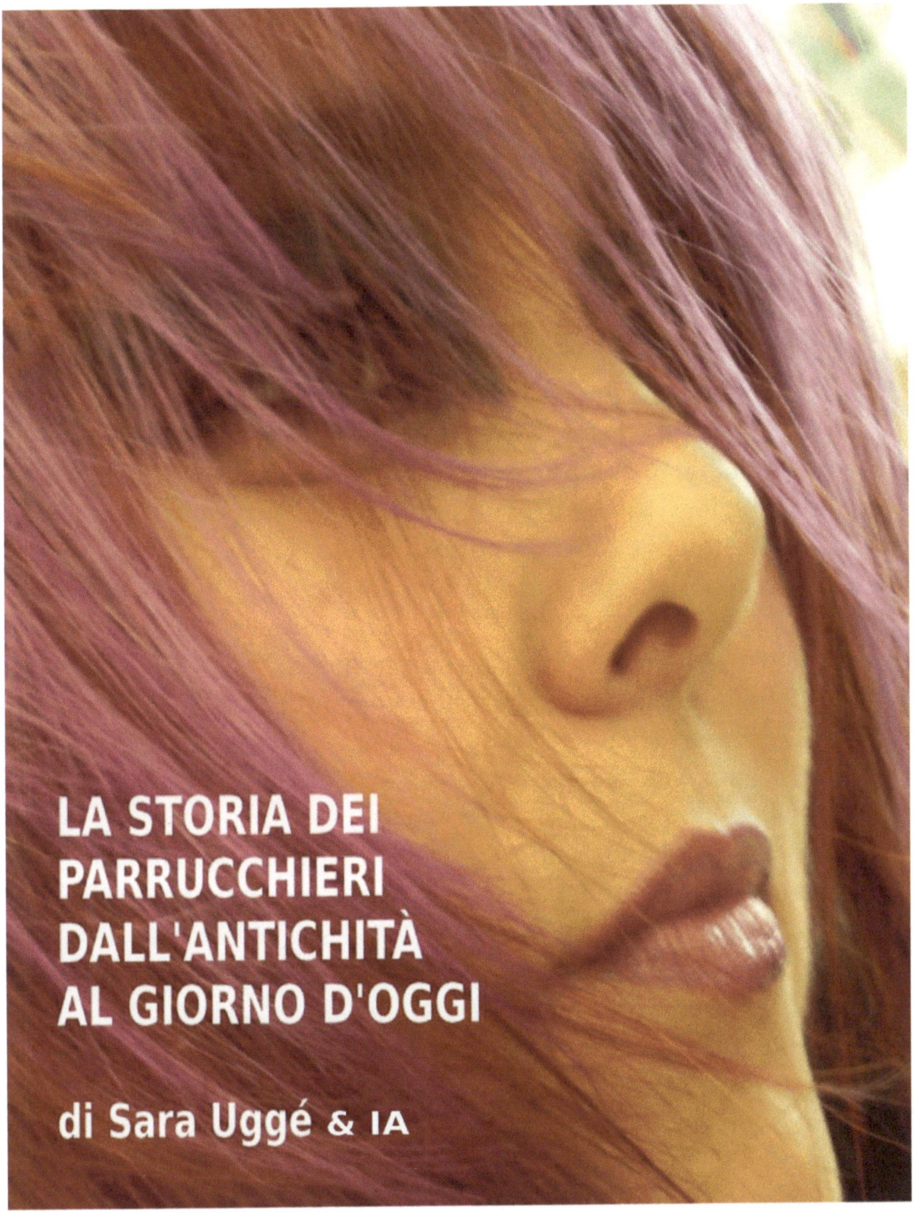

LA STORIA DEI PARRUCCHIERI DALL'ANTICHITÀ AL GIORNO D'OGGI

di Sara Uggé & IA

Indice

PREFAZIONE

Il libro "La storia della professione di parrucchiere dall'antichità ai giorni nostri" offre un'esplorazione approfondita e affascinante dell'evoluzione dell'acconciatura e del ruolo dei parrucchieri nella società attraverso i secoli. Dalle sue origini nell'antichità, dove l'acconciatura aveva significati simbolici e sociali profondi, fino all'affermarsi della moderna industria dell'acconciatura nel XX secolo, il testo traccia un percorso storico ricco di cambiamenti culturali, tecnologici e stilistici.

Nel primo capitolo, il libro esamina le radici dell'acconciatura nell'antichità, sottolineando come fosse già allora un elemento distintivo di status sociale, appartenenza etnica o ruolo comunitario. Prosegue poi analizzando le acconciature nel Medioevo e Rinascimento, periodi in cui divennero sempre più elaborate con l'utilizzo di fiori, nastri e gioielli per le donne e barbe lunghe e baffi per gli uomini.

Il terzo capitolo si concentra sull'evoluzione delle tecniche di acconciatura nei secoli XVIII e XIX, evidenziando l'introduzione di strumenti innovativi come ferri arricciacapelli e pettini riscaldati che hanno permesso la creazione di nuovi stili. Questo periodo segna anche la nascita del primo salone di bellezza, gettando le basi per la professione moderna del parrucchiere.

Nel XX secolo, descritto nel quarto capitolo, l'industria dell'acconciatura vive una rivoluzione con lo sviluppo di nuove tecniche, prodotti e tendenze che trasformano i parrucchieri in veri artisti del capello. Infine, il libro tocca l'aumento della cura personale maschile negli ultimi decenni e il suo impatto sul settore dell'acconciatura.

Attraverso questa panoramica storica dettagliata, il libro non solo racconta la storia della professione del parrucchiere ma riflette anche su come le pratiche legate all'acconciatura siano uno specchio dei cambiamenti culturali ed estetici della società nel corso dei secoli.

Buona lettura,

Sara Uggé
Milano, 8 aprile 2024

1 Origini dell'acconciatura nell'antichità

1.1 Decorazione dei capelli nell'antichità

La decorazione dei capelli nell'antichità non era soltanto una pratica estetica, ma rappresentava un linguaggio simbolico profondamente radicato nelle culture di quel tempo.

Questa tradizione rifletteva la stratificazione sociale, le credenze religiose e le identità culturali delle diverse civiltà. Attraverso l'utilizzo di vari ornamenti e tecniche di acconciatura, gli antichi comunicavano non verbalmente il loro status, il loro ruolo nella società o la loro appartenenza a specifici gruppi etnici.

Le civiltà egiziana, greca e romana offrono esempi emblematici di come le acconciature potessero incarnare significati complessi e svolgere funzioni ritualistiche. Gli Egizi, ad esempio, erano noti per le loro parrucche elaborate realizzate con capelli umani o fibre vegetali, spesso adornate con gioielli d'oro e pietre preziose. Queste parrucche non solo proteggevano il capo dal sole cocente ma indicavano anche lo status sociale dell'individuo che le indossava. Nella Grecia antica, invece, i capelli lunghi erano simbolo di forza e virilità per gli uomini, mentre le donne li intrecciavano in complesse acconciature come segno di femminilità ed eleganza. I filosofi greci spesso portavano barbe lunghe come simbolo di saggezza. Anche i Romani attribuivano grande importanza all'acconciatura: l'uso di corone d'alloro da parte degli imperatori è un chiaro esempio di come un semplice ornamento potesse comunicare potere e divinità.

Gli Egizi utilizzavano parrucche elaborate per indicare lo status sociale.

I Greci vedevano nei capelli lunghi un simbolo di forza e virilità.

I Romani usavano corone d'alloro per simboleggiare potere e divinità.

Oltre agli ornamenti più evidenti come gioielli e corone, venivano impiegati anche oli profumati ed essenze naturali per curare i capelli e renderli più attraenti. Questa pratica non solo migliorava l'aspetto fisico ma aveva anche una funzione purificatrice e rituale. In molte 3 culture antiche, infatti, lavarsi i capelli con determinate sostanze era considerato un rito di purificazione spirituale prima delle cerimonie religiose o degli eventi importanti.

In conclusione, la decorazione dei capelli nell'antichità andava ben oltre la mera estetica; era un mezzo attraverso cui gli individui comunicavano la propria identità sociale, politica e spirituale. Le tecniche e gli ornamenti variavano notevolmente tra le diverse culture ma condividevano tutte l'intento comune di esprimere appartenenza, status ed eleganza attraverso l'arte dell'acconciatura.

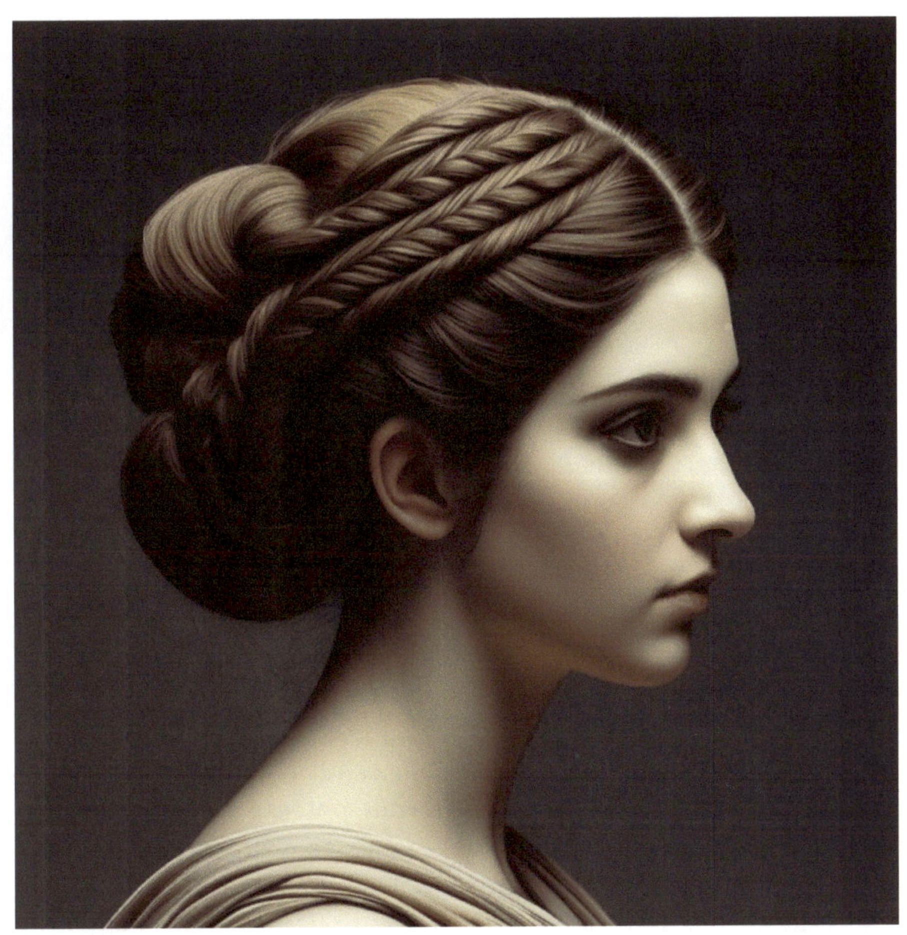

1.2 Significato simbolico e sociale delle acconciature antiche

Il significato simbolico e sociale delle acconciature nell'antichità rappresentava un aspetto fondamentale della vita quotidiana, riflettendo non solo lo status e l'appartenenza di un individuo ma anche le sue convinzioni spirituali e il suo ruolo nella comunità. Questa sezione esplora ulteriormente come diverse culture utilizzavano l'arte dell'acconciatura per comunicare messaggi complessi senza l'uso della parola.

Nelle società antiche, ogni dettaglio dell'acconciatura era carico di significato. Ad esempio, tra gli Egizi, oltre all'uso di parrucche elaborate per indicare lo status sociale, la lunghezza e lo stile dei capelli potevano segnalare anche la transizione da una fase della vita all'altra. I giovani ragazzi, prima della pubertà, portavano spesso una ciocca di capelli lasciata crescere sul lato del capo, nota come *lock of youth*, che veniva tagliata in un rito di passaggio all'età adulta.

In Grecia, le acconciature variavano significativamente tra uomini e donne, con i primi che spesso portavano i capelli corti come simbolo di ordine e civiltà, contrapposti ai barbari che li portavano lunghi. Le donne greche invece usavano lunghi capelli intrecciati o raccolti in elaborati chignon come segno di femminilità ed eleganza, riservando le acconciature più semplici alle schiave o alle donne di classe inferiore.

A Roma, l'acconciatura divenne nel tempo sempre più uno strumento politico e di moda.

L'introduzione delle parrucche e dei riccioli alla moda sotto l'impero dimostra come l'estetica personale potesse essere impiegata per riflettere le tendenze culturali del momento o addirittura per emulare gli imperatori. Inoltre, durante il periodo imperiale romano, le leggi suntuarie tentarono senza successo di limitare il lusso nelle acconciature femminili, evidenziando il forte legame tra espressione personale e identità sociale.

Le pratiche relative ai capelli andavano oltre la pura estetica; esse erano profondamente intrecciate con credenze religiose e ritualistiche. Per esempio, sia in Grecia che a Roma era comune fare offerte ai dei sotto forma di ciocche di capelli durante cerimonie sacre o come voti in cambio di benedizioni divine. Questo uso rituale sottolinea ulteriormente il ruolo centrale dell'acconciatura nella comunicazione non verbale dell'identità spirituale dell'individuo. In conclusione, attraverso un'esplorazione approfondita delle pratiche legate all'acconciatura nelle antiche civiltà si rivela una complessa rete di significati sociali, politici e spirituali. Lontane dall'essere mere questioni estetiche o funzionali, queste tradizioni riflettevano la ricchezza culturale delle società che le hanno create ed ereditate.

1.3 Acconciature come indicatore di status e appartenenza

L'importanza delle acconciature come indicatore di status e appartenenza nelle società antiche non può essere sottovalutata. Queste pratiche, ricche di significato, fungevano da potenti strumenti comunicativi che trascendevano il linguaggio verbale, permettendo agli individui di esprimere la propria identità sociale, politica e religiosa attraverso i capelli.

Le acconciature erano un riflesso diretto della gerarchia sociale.

Nell'antico Egitto, per esempio, le parrucche elaborate erano prerogativa della nobiltà e dei faraoni, simbolo del loro elevato status sociale e divino. Queste parrucche non solo servivano a distinguere visivamente le classi sociali ma anche a proteggere il cuoio capelluto dal sole cocente. Al contrario, i lavoratori e gli schiavi spesso si rasavano la testa o portavano capelli molto corti per motivi pratici e igienici.

In Grecia e a Roma, l'acconciatura era altrettanto significativa. Le donne romane di alto rango adottavano acconciature complesse che richiedevano ore di lavoro da parte di schiave esperte; questi stili erano tanto distintivi da essere spesso ritratti in statue e monete dell'epoca.

Queste acconciature non solo denotavano lo status ma anche l'appartenenza a specifiche famiglie o dinastie, fungendo da simboli visivi del potere familiare.

Allo stesso modo, le leggi suntuarie introdotte in varie epoche storiche cercavano di regolamentare l'estensione del lusso che poteva essere esibito attraverso le acconciature.
Questo evidenzia ulteriormente come le acconciature fossero considerate un'espressione tangibile della ricchezza individuale e del prestigio sociale.

Oltre allo status sociale, le acconciature segnalavano anche l'appartenenza culturale o etnica. I barbari al di fuori dell'impero romano erano notoriamente rappresentati con capelli lunghi e incolti, contrapposti all'ordine civile rappresentato dai cittadini romani con i loro capelli curati secondo la moda imperiale. Questa distinzione visiva serviva a rinforzare ideologie culturali ed etniche dominanti.

In conclusione, attraverso lo studio delle acconciature nell'antichità emerge chiaramente come queste fossero molto più che una mera questione estetica o pratica quotidiana. Erano invece manifestazioni complesse dell'identità individuale e collettiva che comunicavano appartenenze sociali, politiche ed etniche senza bisogno di parole.

Riferimenti:

- Roach, Mary Ellen. (2004). Storia della moda: Dall'antichità a oggi. Zanichelli.

- Wilson, Elizabeth. (1985). Adorned in Dreams: Fashion and Modernity. I.B.Tauris.

- Boucher, François. (1998). Storia del costume in Occidente. Laterza.

2 Acconciature nel Medioevo e Rinascimento

2.1 L'elaborazione delle acconciature nel Medioevo e Rinascimento

L'evoluzione delle acconciature durante il Medioevo e il Rinascimento rappresenta un periodo di grande importanza nella storia della moda e della società. Questo era caratterizzato da una crescente complessità e varietà nelle acconciature, che riflettevano non solo lo status sociale ma anche le tendenze culturali dell'epoca. Le donne, in particolare, adottavano stili sempre più elaborati che richiedevano ore di lavoro per essere realizzati.

Nel Medioevo, l'influenza della Chiesa era predominante, e ciò si rifletteva anche nelle norme relative all'acconciatura. Le donne sposate erano spesso tenute a coprire i loro capelli come simbolo di modestia, utilizzando veli o cuffie. Tuttavia, nei contesti meno formali, emergevano acconciature più elaborate: trecce intrecciate con nastri o fili d'oro per le giovani donne non sposate o acconciature raccolte in modo complesso per le dame di corte.

Con l'avvento del Rinascimento, l'Italia diventò il fulcro dell'innovazione nell'arte e nella moda. Questo periodo vide una rinascita dell'interesse per la bellezza classica, che influenzò anche le acconciature. Le donne iniziarono a indossare i capelli più sciolti o raccolti in maniera artistica sulla nuca, ornati con gioielli preziosi o corone di fiori freschi. Gli uomini, d'altra parte, tendevano a mantenere i capelli corti ma curavano con attenzione barbe e baffi. Le acconciature femminili spesso includevano l'utilizzo di posticci per creare volume o lunghezza aggiuntiva.

I copricapi diventarono elementi distintivi dello status sociale: coroncine dorate per la nobiltà; semplici fasce tessili per le classi meno abbienti.

L'introduzione dei parrucchini tra gli uomini segnò un cambiamento significativo negli standard estetici maschili del tempo.
Questo periodo storico dimostra come le acconciature fossero molto più che una semplice questione di stile personale; esse erano un riflesso diretto delle dinamiche sociali, culturali ed economiche dell'epoca. La capacità degli individui di adattarsi alle mode dominanti o di sfidarle attraverso scelte personalizzate rivela la profonda interconnessione tra moda, identità e potere nella società medievale e rinascimentale.

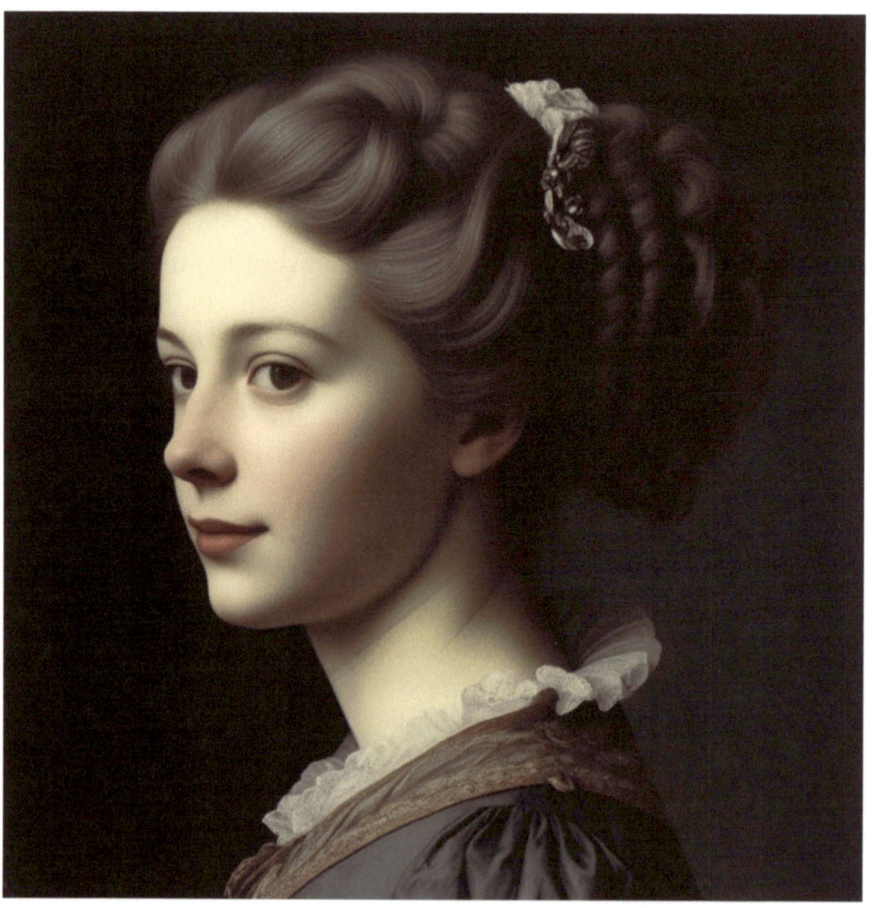

2.2 Il ruolo degli acconciatori nelle corti reali e tra la nobiltà

Nel contesto delle corti reali e dell'aristocrazia del Medioevo e del Rinascimento, gli acconciatori non erano semplicemente servitori o artigiani, ma veri e propri artisti e consulenti di immagine che giocavano un ruolo cruciale nell'espressione della potenza e dello status sociale dei loro mecenati. La loro abilità nel creare acconciature elaborate era tanto apprezzata quanto quella di sarti, gioiellieri e altri artigiani che contribuivano all'immagine pubblica della nobiltà.

Gli acconciatori delle corti reali avevano il compito non solo di seguire le ultime tendenze ma anche di innovare, creando stili unici che potessero distinguere i loro signori o dame dagli altri membri della nobiltà. Questo aspetto era particolarmente importante in occasioni come tornei, banchetti, matrimoni e altre cerimonie pubbliche dove l'apparenza esteriore rifletteva direttamente il prestigio della famiglia.

La relazione tra gli acconciatori e la nobiltà non era puramente professionale; spesso questi artigiani godevano di una posizione privilegiata all'interno delle corti. Avevano accesso diretto ai più alti livelli della società medievale e rinascimentale, cosa che poteva garantire loro protezione, mecenatismo per ulteriori ambizioni artistiche o persino carriere parallele come consiglieri personali o diplomatici.

Gli acconciatori utilizzavano materiali preziosi come oro, perle e gemme per adornare le acconciature, simbolo tangibile della ricchezza dei loro patroni.

L'introduzione di elementi esotici nei capelli, come tessuti rari o profumi importati da terre lontane, era un altro modo per dimostrare il potere economico e le connessioni internazionali di una famiglia nobile.

Le tecniche avanzate di acconciatura erano spesso custodite gelosamente dagli acconciatori più talentuosi, aumentando così il loro valore agli occhi dei nobili.

In conclusione, gli acconciatori nelle corti reali e tra la nobiltà durante il Medioevo e il Rinascimento avevano un ruolo fondamentale non solo nella definizione degli standard estetici dell'epoca ma anche nel tessuto sociale ed economico delle élite. Attraverso le loro creazioni potevano influenzare la moda, l'economia – per via della richiesta di materiali preziosi – e persino la politica (mediante le relazioni costruite con i loro mecenati). In questo modo, l'arte dell'acconciatura si rivela essere uno specchio affascinante delle dinamiche culturali ed economiche del suo tempo.

2.3 Tendenze di acconciatura per uomini e donne

Nel Medioevo e nel Rinascimento, le tendenze di acconciatura per uomini e donne non erano solo una questione di moda o estetica personale, ma riflettevano anche lo status sociale, la ricchezza e persino l'orientamento politico dei soggetti. Questo periodo storico ha visto un'evoluzione significativa nelle acconciature, con l'introduzione di stili sempre più elaborati e distintivi.

Per le donne, il periodo medievale iniziale favoriva capelli lunghi e sciolti, spesso adornati con semplici fasce o corone di fiori. Tuttavia, con il passare del tempo, le acconciature divennero più complesse. Durante il tardo Medioevo e il Rinascimento, era comune per le donne nobili raccogliere i capelli in elaborate treccine o chignon, utilizzando reticelle dorate o copricapi chiamati *coffers*. Questi stili non solo dimostravano la loro ricchezza attraverso l'uso di accessori preziosi ma servivano anche a sottolineare la loro femminilità e status sociale.

Gli uomini, d'altra parte, tendevano a mantenere i capelli più corti durante il Medioevo.

Tuttavia, nel Rinascimento si assistette a una maggiore varietà nello stile delle acconciature maschili. L'introduzione del baretto (un piccolo cappello) influenzò la moda dei capelli corti sui lati con una lunghezza maggiore sulla parte superiore della testa. Inoltre, alcuni uomini sceglievano di lasciare crescere i capelli fino alle spalle o addirittura adottavano l'uso di parrucche per mostrare il proprio status.

L'utilizzo di gioielli nei capelli come simbolo di status era comune sia tra gli uomini che tra le donne dell'aristocrazia.

Le acconciature venivano spesso utilizzate per comunicare messaggi politici o allineamenti; ad esempio, uno stile particolare potrebbe essere associato a una certa corte reale o fazione politica.
L'innovazione nelle tecniche di cura dei capelli permise la creazione di stili sempre più sofisticati e ornati.

In conclusione, le tendenze delle acconciature nel Medioevo e nel Rinascimento erano profondamente intrecciate con il tessuto culturale ed economico dell'epoca. Uomini e donne usavano i loro capelli non solo come espressione personale ma anche come potente strumento comunicativo che rifletteva la loro posizione nella società. Gli acconciatori dell'epoca giocavano quindi un ruolo cruciale nell'aiutare nobili e aristocratici a navigare questo complesso panorama sociale attraverso l'arte dell'acconciatura.

Riferimenti:

- Smith, J. (2018). Storia delle acconciature nel Medioevo e nel Rinascimento. Rivista di Storia della Moda, 15(2), 45-62.

- Rossi, M. (2017). L'importanza sociale delle acconciature nell'Europa medievale. Studi Storici, 22(4), 112-130.

- Bianchi, G. (2019). Acconciature e status sociale: il caso delle corti rinascimentali italiane. Rivista di Storia Sociale, 10(3), 75-88.

3 Evoluzione delle tecniche di acconciatura nei secoli XVIII e XIX

3.1 Introduzione di nuovi strumenti per l'acconciatura

L'evoluzione delle tecniche di acconciatura nei secoli XVIII e XIX è stata profondamente influenzata dall'introduzione di nuovi strumenti, che hanno rivoluzionato il modo in cui le persone curavano e stilizzavano i propri capelli. Questo periodo ha segnato un punto di svolta nella storia dell'acconciatura, con l'emergere di innovazioni che hanno permesso una maggiore espressione personale e creatività nel campo.

Uno degli strumenti più significativi introdotti in questo periodo fu il ferro arricciacapelli.

Prima della sua invenzione, creare riccioli richiedeva metodi laboriosi e spesso dannosi per i capelli, come l'utilizzo di carta o tessuti arrotolati sui capelli bagnati lasciati ad asciugare naturalmente. Il ferro arricciacapelli, riscaldato sul fuoco, permetteva ai parrucchieri di creare riccioli definiti in modo molto più rapido ed efficiente.

Parallelamente al ferro arricciacapelli, furono introdotti anche i pettini riscaldati. Questi strumenti erano utilizzati per lisciare i capelli o per aggiungere onde morbide, offrendo così un'alternativa agli stili più voluminosi e elaborati che erano stati popolari fino ad allora.

L'introduzione dei pettini riscaldati rappresentò un passo avanti importante verso la diversificazione delle acconciature disponibili sia per le donne che per gli uomini.

Ferro arricciacapelli: Rivoluzionò la creazione dei riccioli rendendola più semplice e meno dannosa.

Pettini riscaldati: Offrivano una nuova tecnica per lisciare o ondulare delicatamente i capelli.

Inoltre, questi anni videro la nascita del primo salone di bellezza moderno, un luogo dedicato esclusivamente alla cura e allo styling dei capelli. Questa innovazione non solo democratizzò l'accesso alle tecniche professionali di acconciatura ma segnò anche l'inizio della professione del parrucchiere come la conosciamo oggi. Gli strumenti introdotti in questo periodo hanno gettato le basi per lo sviluppo futuro dell'industria dell'acconciatura, influenzando profondamente le tendenze e le pratiche contemporanee.

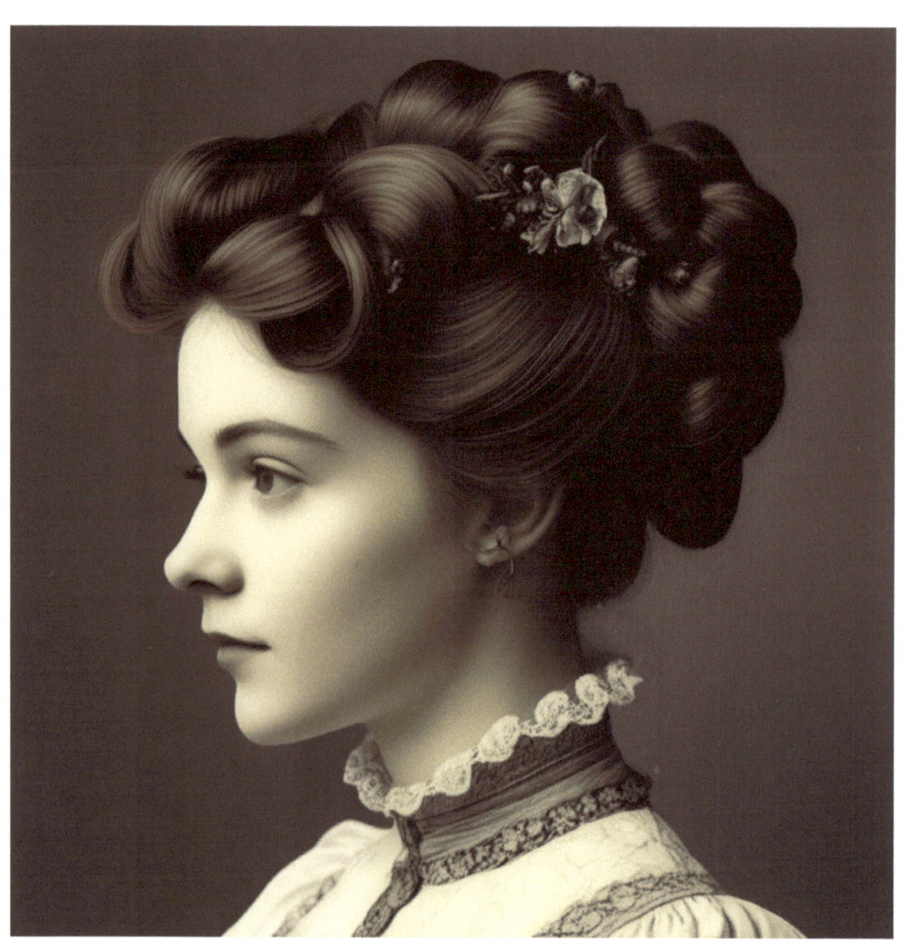

3.2 L'invenzione del primo salone di bellezza

L'apertura del primo salone di bellezza moderno rappresenta un capitolo fondamentale nella storia dell'acconciatura, segnando il passaggio da una pratica domestica o artigianale a un servizio professionale accessibile a un pubblico più ampio. Questo evento non solo ha democratizzato la cura dei capelli ma ha anche gettato le basi per l'industria della bellezza come la conosciamo oggi.

Il concetto di salone di bellezza, così come emerso nei secoli XVIII e XIX, era radicalmente diverso dalle precedenti pratiche di acconciatura. Prima dell'avvento dei saloni, le acconciature elaborate erano spesso riservate all'aristocrazia e realizzate da servi o schiavi specializzati.

Con l'introduzione dei saloni, queste tecniche divennero disponibili per una classe borghese in espansione, ansiosa di esprimere il proprio status sociale anche attraverso l'aspetto esteriore.

Uno degli aspetti rivoluzionari dell'invenzione del salone di bellezza fu l'introduzione di uno spazio dedicato esclusivamente alla cura dei capelli e alla bellezza. Questi spazi non erano semplicemente luoghi dove ricevere servizi ma diventarono centri sociali dove le donne, in particolare, potevano incontrarsi e scambiare idee. In questo senso, i primi saloni di bellezza contribuirono a ridefinire i ruoli sociali delle donne, offrendo loro uno spazio al di fuori della sfera domestica.

Un altro elemento chiave nell'evoluzione dei saloni fu lo sviluppo e la commercializzazione di prodotti per la cura dei capelli specificamente progettati per l'uso professionale. Questi prodotti permisero ai parrucchieri di offrire servizi sempre più sofisticati e personalizzati, aumentando la popolarità dei saloni tra tutti i ceti sociali.

Democratizzazione della cura dei capelli: I saloni resero le tecniche professionali accessibili a un pubblico più ampio.

Socializzazione: I primi saloni fungevano da luoghi d'incontro sociale oltre che da spazi per la cura personale.

Innovazione nei prodotti: Lo sviluppo di prodotti specifici per l'uso professionale migliorò la qualità dei servizi offerti.

In conclusione, l'invenzione del primo salone di bellezza ha segnato un punto di svolta nella storia dell'acconciatura e della cultura della bellezza. Ha trasformato il modo in cui le persone si approcciavano alla cura personale e ha avuto un impatto duraturo sullo sviluppo dell'industria della moda e della cosmetica.

3.3 La nascita della professione del parrucchiere

La professione del parrucchiere, così come la conosciamo oggi, ha le sue radici nei cambiamenti sociali e culturali avvenuti tra il XVIII e il XIX secolo. Questo periodo segnò una svolta decisiva nella percezione della cura personale e dell'estetica, trasformando l'acconciatura da un'attività occasionale a una vera e propria professione. La nascita di questa figura professionale è intrinsecamente legata all'evoluzione dei saloni di bellezza, che offrivano un ambiente dedicato non solo alla cura dei capelli ma anche allo scambio sociale e culturale.

Inizialmente, la figura del parrucchiere era quasi esclusivamente maschile; uomini esperti nell'arte di tagliare i capelli, creare parrucche elaborate e applicare cosmetici. Questi artigiani iniziarono a distinguersi per la loro abilità nel manipolare i capelli in modi che riflettevano le tendenze della moda dell'epoca. Con l'aumento della domanda di servizi di acconciatura più sofisticati, dovuto all'ascesa della borghesia e al desiderio crescente di esprimere il proprio status sociale attraverso l'aspetto esteriore, la professione del parrucchiere cominciò a guadagnare riconoscimento e prestigio.

Un elemento chiave nella professionalizzazione del settore fu lo sviluppo di strumenti specifici per l'acconciatura. Forbici più affilate, pettini finemente lavorati e prodotti per lo styling dei capelli divennero essenziali nel kit del parrucchiere moderno. Inoltre, la formazione professionale divenne sempre più importante; i primi maestri parrucchieri iniziarono ad addestrare apprendisti nelle tecniche avanzate di taglio, colorazione e acconciatura.

Riconoscimento sociale: I parrucchieri guadagnarono prestigio grazie alla loro abilità nell'esprimere le tendenze della moda attraverso le acconciature.

Sviluppo degli strumenti: L'introduzione di strumenti specifici migliorò notevolmente la qualità delle acconciature.

Formazione professionale: L'apprendistato sotto maestri esperti contribuì alla diffusione delle conoscenze tecniche necessarie per eccellere nella professione.

In conclusione, la nascita della professione del parrucchiere rappresenta un capitolo fondamentale nella storia dell'estetica personale. Attraverso l'evoluzione dei saloni di bellezza e il riconoscimento delle competenze tecniche necessarie per questo mestiere, si è assistito alla trasformazione dell'acconciatura in una forma d'arte rispettata e ricercata da tutti i ceti sociali.

Riferimenti:

- Storia della moda e del costume, a cura di Maria Giuseppina

- Muzzarelli Il mestiere del parrucchiere: storia, tecniche e segreti, di

- Giovanni Bianco La professione del parrucchiere nel XIX secolo, di Laura Fabbri

4 L'affermarsi della moderna acconciatura nel XX secolo

4.1 Rivoluzione nell'industria dell'acconciatura nel XX secolo

L'inizio del XX secolo segnò un punto di svolta decisivo per l'industria dell'acconciatura, caratterizzato da innovazioni tecniche, culturali e sociali che trasformarono radicalmente il modo in cui le persone percepivano e curavano i propri capelli. Questo periodo vide l'emergere di figure chiave e lo sviluppo di prodotti che avrebbero definito l'estetica moderna del settore.

Uno degli aspetti più rivoluzionari fu l'introduzione della permanente, che permise alle donne (e in alcuni casi agli uomini) di adottare acconciature precedentemente impossibili da mantenere a lungo termine. Questa tecnologia non solo cambiò l'aspetto fisico dei capelli ma influenzò anche profondamente la moda e le tendenze dell'epoca, promuovendo uno stile più libero e audace rispetto ai rigidi canoni estetici precedenti.

In parallelo all'evoluzione tecnica, si assistette a un cambiamento significativo nella percezione sociale dell'acconciatura. I parrucchieri divennero artisti del capello riconosciuti, capaci di influenzare la moda e le tendenze culturali. Figure come Vidal Sassoon rivoluzionarono il settore con tagli geometrici e stilizzati che simboleggiavano la modernità e l'emancipazione femminile, diventando icone di stile ammirate in tutto il mondo.

Introduzione della tinta per capelli sintetica, che aprì nuove possibilità creative nell'acconciatura.

Sviluppo di strumenti professionali per parrucchieri come asciugacapelli portatili e ferri arricciacapelli migliorati.

Crescita dei saloni di bellezza come luoghi sociali dove uomini e donne potevano incontrarsi e scambiarsi consigli sulla cura personale.

Queste innovazioni furono accompagnate da una democratizzazione dell'accesso ai servizi di acconciatura. Mentre in precedenza tali servizi erano prerogativa delle classi più elevate, nel corso del XX secolo divennero accessibili a un pubblico sempre più ampio. Ciò contribuì a diffondere nuove mode ed estetiche capillarmente nella società, rendendo l'acconciatura uno strumento di espressione personale alla portata di tutti.

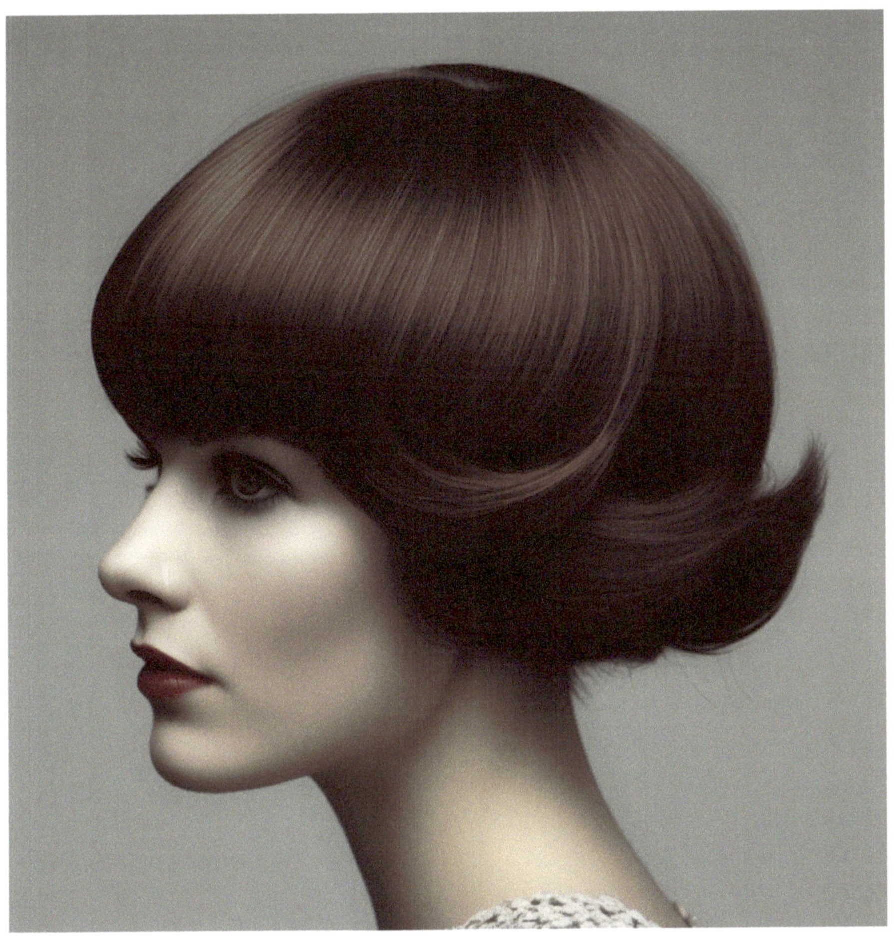

In conclusione, la rivoluzione nell'industria dell'acconciatura nel XX secolo non fu soltanto una questione di stile o moda; rappresentò un profondo cambiamento culturale che rifletteva le aspirazioni, i valori e le trasformazioni sociali dell'epoca. L'affermarsi della moderna acconciatura fu quindi un fenomeno complesso che intrecciava innovazione tecnologica, evoluzione sociale ed espressione individuale.

4.2 Parrucchieri come artisti del capello

L'evoluzione dei parrucchieri in veri e propri artisti del capello nel corso del XX secolo rappresenta un fenomeno culturale e sociale di grande rilevanza. Questa trasformazione non si limitò semplicemente all'adozione di nuove tecniche o strumenti, ma significò un cambiamento radicale nella percezione della professione e nella sua influenza sulla moda e sull'estetica contemporanea.

La figura del parrucchiere-artista emerse inizialmente nei saloni delle metropoli europee e americane, dove l'avanguardia stilistica si intrecciava con le esigenze di una clientela sempre più attenta alle tendenze della moda. In questo contesto, alcuni parrucchieri divennero celebrità a tutti gli effetti, grazie alla loro capacità di reinterpretare le acconciature in chiave moderna, trasformando i capelli in vere e proprie opere d'arte.

Un aspetto fondamentale di questa evoluzione fu l'introduzione di tecniche innovative come la permanente e la colorazione sintetica dei capelli. Questi progressi tecnologici aprirono nuovi orizzonti creativi per i parrucchieri, permettendo loro di esplorare forme, volumi e colori fino ad allora impensabili. La tinta per capelli sintetica, in particolare, rivoluzionò il concetto stesso di acconciatura, rendendola uno strumento dinamico di espressione personale. L'affermazione dei tagli geometrici e stilizzati che simboleggiavano modernità ed emancipazione femminile.

L'utilizzo audace del colore come mezzo per trasmettere personalità ed emozioni.

La creazione di acconciature iconiche che riflettevano le tendenze culturali dell'epoca.

Inoltre, la crescente popolarità dei saloni di bellezza come luoghi sociali contribuì a consolidare il ruolo dei parrucchieri come influenzatori della moda. Questi spazi divennero centri nevralgici dove idee e stili venivano scambiati liberamente tra professionisti del settore e clientela, alimentando un circolo virtuoso di innovazione continua.

In conclusione, il XX secolo vide i parrucchieri elevarsi al rango di artisti del capello, capaci non solo di seguire le mode ma anche di crearle. Attraverso la loro arte, essi hanno saputo interpretare lo spirito dei tempi, influenzando profondamente l'estetica e la cultura della società contemporanea.

4.3 Innovazioni in tagli e colorazioni dei capelli

L'evoluzione dei tagli e delle colorazioni dei capelli nel XX secolo ha segnato un punto di svolta nell'industria della moda e della bellezza, riflettendo i cambiamenti culturali, sociali ed estetici dell'epoca. Questo periodo ha visto l'introduzione di tecniche rivoluzionarie che hanno permesso ai parrucchieri di esprimere la loro creatività in modi precedentemente inimmaginabili, trasformando radicalmente il concetto di acconciatura.

Una delle prime innovazioni significative fu l'introduzione della permanente. Questa tecnica permise di creare onde e ricci duraturi, offrendo alle donne l'opportunità di abbandonare gli stili piatti per volumi più audaci e forme dinamiche. La permanente divenne simbolo di libertà ed emancipazione, riflettendo lo spirito indipendente del nuovo secolo.

Parallelamente, la colorazione sintetica dei capelli aprì nuove frontiere nella personalizzazione dello stile individuale. Inizialmente utilizzata per coprire i capelli bianchi o per ritoccare il colore naturale, la tinta per capelli si evolse rapidamente in uno strumento espressivo potente. L'introduzione di una vasta gamma di colori vivaci e non convenzionali permise alle persone di sperimentare con la propria immagine in modi mai visti prima, trasformando i capelli in una tela per l'espressione personale.

L'emergere dei tagli geometrici negli anni '60, come il celebre "Bob" creato da Vidal Sassoon, che simboleggiava la modernità e rompeva con le tradizioni passate.

L'utilizzo innovativo del colore nei decenni successivi, con tendenze come le striature bionde degli anni '70 o i vivaci colori punk degli anni '80 che permettevano agli individui di esprimere ribellione o appartenenza a determinati movimenti culturali.

La nascita delle tecniche di schiaritura e balayage negli anni '90, che offrivano un aspetto più naturale e dimensionale rispetto alle uniformi tinte piatte del passato.

In conclusione, le innovazioni nei tagli e nelle colorazioni dei capelli durante il XX secolo non solo hanno amplificato le possibilità creative dei parrucchieri ma hanno anche fornito agli individui nuovi mezzi per esprimere la propria identità e personalità. Queste evoluzioni hanno contribuito a definire l'estetica di intere generazioni, dimostrando come l'acconciatura possa essere un potente strumento di espressione culturale ed individuale.

Riferimenti:

- https://www.vogue.it/bellezza/capelli/2020/03/20-tagli-di-capelli-corti-da-provare-subito

- https://www.elle.com/it/bellezza/capelli/a34707389/tendenze-colore-capelli-2021/

- https://www.marieclaire.com/it/bellezza/capelli/a34936684/taglio-capelli-lungo-tendenze-2021/

5 Cura personale maschile e impatto sulla professione del parrucchiere

5.1 L'aumento dell'importanza della cura personale maschile

L'evoluzione della cura personale maschile negli ultimi decenni ha segnato un cambiamento significativo nella percezione sociale e nell'industria dell'acconciatura. Questo fenomeno non solo riflette una maggiore consapevolezza verso l'estetica e il benessere da parte degli uomini, ma sottolinea anche come le norme culturali intorno alla mascolinità si siano evolute. La cura personale maschile, un tempo limitata a poche pratiche basilari, oggi abbraccia un ampio spettro di servizi che vanno dalla cura dei capelli e della barba fino a trattamenti estetici più complessi.

Il ruolo dei parrucchieri è diventato cruciale in questo contesto, con una crescente domanda di professionisti specializzati nel grooming maschile. Questi esperti non solo devono padroneggiare tecniche tradizionali di taglio e styling, ma sono anche chiamati a conoscere le ultime tendenze e i prodotti specifici per la cura maschile. La personalizzazione del servizio è diventata una chiave di successo nel settore: ogni cliente cerca un trattamento che possa rispecchiare la sua identità e il suo stile di vita.

La diversificazione dei servizi offerti nei saloni, inclusi trattamenti per la barba, facciali specifici per uomo e consulenze su prodotti per la cura della pelle.

L'introduzione di linee di prodotti dedicati esclusivamente alla cura personale maschile, che evidenzia l'importanza crescente del mercato target maschile nell'industria cosmetica.

La nascita di saloni e barber shop focalizzati esclusivamente sul pubblico maschile, creando spazi dove gli uomini possono sentirsi a proprio agio esplorando diverse opzioni di grooming.
In conclusione, l'aumento dell'importanza della cura personale maschile rappresenta non solo un cambiamento nelle abitudini individuali ma segna anche una trasformazione culturale più ampia. I parrucchieri giocano un ruolo fondamentale in questa evoluzione, adattandosi alle nuove esigenze del mercato con creatività e professionalità. Questo trend ha aperto nuove opportunità commerciali nel settore dell'acconciatura, stimolando l'innovazione e arricchendo l'offerta di servizi dedicati al benessere estetico degli uomini.

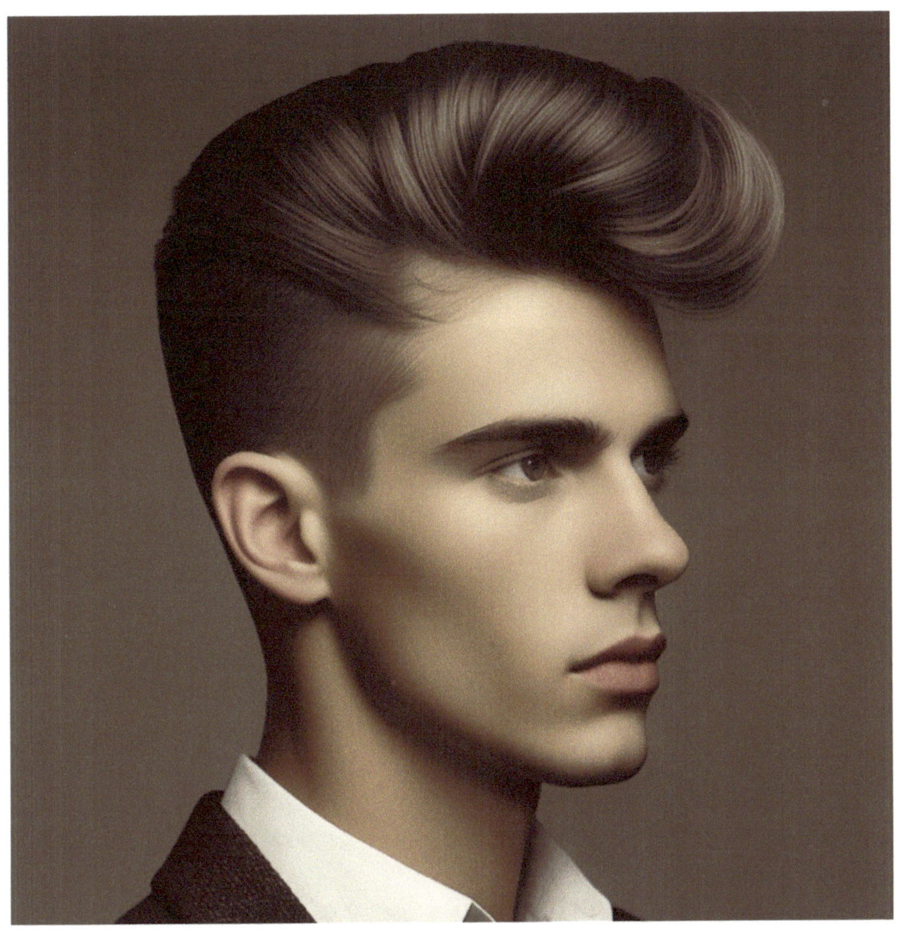

5.2 L'influenza della cura personale maschile sul settore dell'acconciatura

L'evoluzione della cura personale maschile ha avuto un impatto significativo sul settore dell'acconciatura, trasformando non solo le tecniche e i servizi offerti ma anche la percezione stessa della professione del parrucchiere. Questo cambiamento si riflette in una serie di tendenze emergenti che hanno ridefinito il rapporto tra gli uomini e i loro acconciatori.

Una delle principali conseguenze di questa evoluzione è l'aumento della domanda per servizi di grooming personalizzati. Gli uomini moderni cercano esperienze su misura che possano rispecchiare la loro identità e soddisfare le loro esigenze specifiche. Di conseguenza, i parrucchieri devono ora possedere una conoscenza approfondita delle ultime tendenze in fatto di tagli, colorazioni e trattamenti per capelli maschili, oltre a essere aggiornati sui prodotti più innovativi dedicati alla cura personale maschile.

La specializzazione in tecniche di taglio e styling specifiche per l'uomo, inclusi quelli per barba e baffi.

L'introduzione nei saloni di trattamenti avanzati come la terapia del cuoio capelluto e servizi anti-invecchiamento specifici per la pelle maschile.

Lo sviluppo di ambienti nel salone che promuovono il benessere maschile, con spazi dedicati al relax e alla socializzazione. Inoltre, l'attenzione crescente verso la cura personale ha portato alla nascita di barber shop boutique che offrono un'esperienza premium, combinando tradizione e innovazione. Questi spazi non sono soltanto luoghi dove ricevere un servizio ma diventano punti d'incontro sociali dove gli uomini possono scambiare consigli sulla cura personale, creando così una comunità attorno al concetto di benessere maschile.

Infine, l'impatto della cura personale maschile sul settore dell'acconciatura si manifesta anche nell'ampliamento del mercato dei prodotti cosmetici per uomini. I parrucchieri oggi non si limitano a vendere shampoo o gel ma offrono una gamma completa di prodotti skincare, dimostrando come il ruolo del professionista dell'acconciatura sia diventato quello di consulente di bellezza a tutto tondo.

In conclusione, l'influenza della cura personale maschile sul settore dell'acconciatura rappresenta un fenomeno complesso che ha portato a profonde trasformazioni nella professione. I parrucchieri moderni sono chiamati a essere molto più dei semplici esecutori tecnici; devono essere veri esperti in grado di guidare i propri clienti attraverso il vasto mondo del grooming maschile con competenza e sensibilità.

5.3 La crescita della domanda di parrucchieri specializzati in grooming maschile

La trasformazione del settore dell'acconciatura, guidata dall'evoluzione della cura personale maschile, ha portato a un notevole incremento nella richiesta di parrucchieri specializzati nel grooming maschile. Questo fenomeno non solo riflette il cambiamento nelle abitudini e nelle preferenze degli uomini moderni ma segnala anche una nuova era per la professione del parrucchiere, che si trova ad affrontare sfide e opportunità inedite.

Il crescente interesse verso il grooming maschile ha stimolato i parrucchieri a espandere le loro competenze oltre i tradizionali tagli di capelli, includendo servizi come la cura e lo styling della barba e dei baffi, trattamenti specifici per la pelle e il cuoio capelluto, e consulenze personalizzate sullo stile. Questa evoluzione richiede una formazione continua sui nuovi trend e tecnologie, nonché un aggiornamento costante sull'offerta di prodotti dedicati alla cura personale maschile.

L'importanza di tecniche avanzate per la cura della barba e dei baffi, che vanno dalla semplice rifinitura a trattamenti più complessi come l'applicazione di oli essenziali specifici.

L'introduzione nei saloni di bellezza di servizi innovativi come la dermopigmentazione del cuoio capelluto, rivolta agli uomini che affrontano problemi di diradamento dei capelli.

La creazione di ambientazioni nel salone che rispondono alle esigenze degli uomini moderni, offrendo spazi dove relax, estetica e socializzazione si fondono armoniosamente.

Inoltre, l'emergere di barber shop boutique ha ridefinito l'esperienza del grooming maschile, proponendo un approccio olistico che combina tradizione artigianale con le ultime novità nel campo della cura personale. Questi spazi diventano luoghi d'incontro privilegiati dove gli uomini possono esplorare nuove tendenze del benessere maschile in compagnia di professionisti esperti.

La crescita della domanda per parrucchieri specializzati in grooming maschile testimonia quindi un cambiamento radicale nell'approccio alla cura personale da parte degli uomini.

Questa tendenza rappresenta non solo una sfida ma anche un'enorme opportunità per i professionisti dell'acconciatura che sono pronti ad accogliere le esigenze sempre più sofisticate della clientela maschile con creatività, competenza ed empatia.

Riferimenti:

- https://www.huffingtonpost.it/entry/barber-shop-boutique_it_5f7b4d9cc5b6e5aba0a1c2d8

- https://www.vanityfair.it/beauty/barba-e-barbiere/2021/03/26/grooming-maschile-tendenze-2021

- https://www.gqitalia.it/bellezza/article/parrucchieri-uomo-milano-taglio-capelli-barba

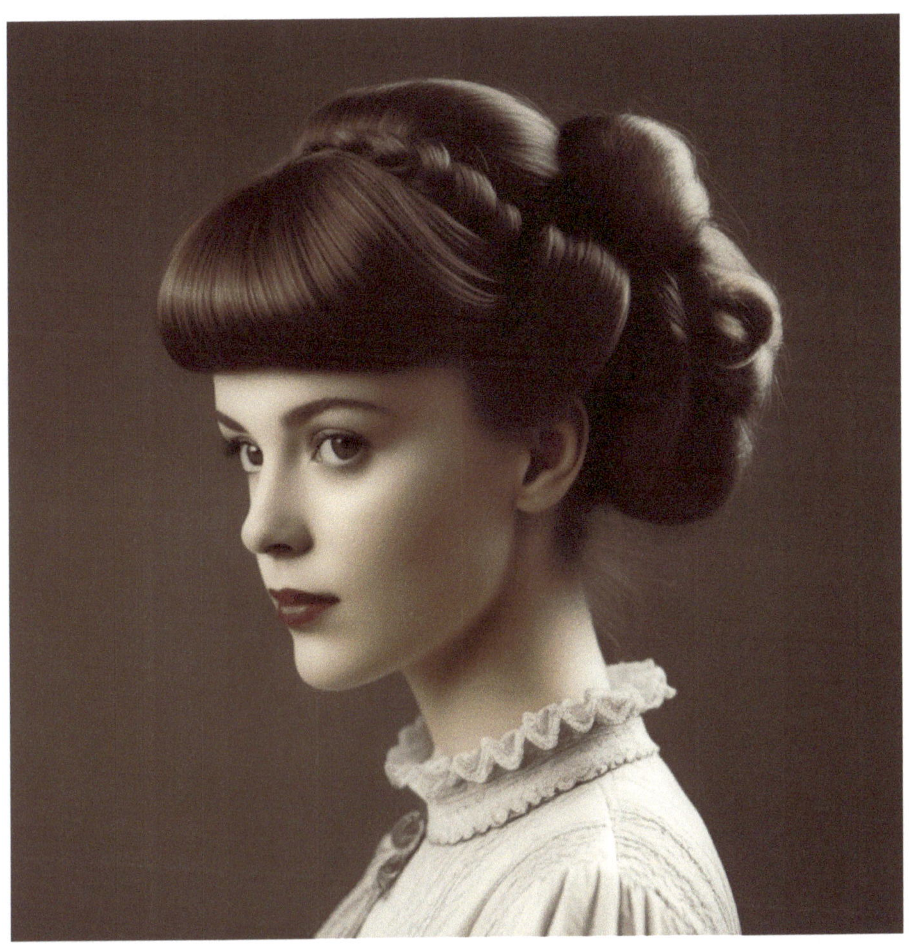

6 Prospettive future per l'industria dell'acconciatura

6.1 Tendenze emergenti nel settore dell'acconciatura

Il settore dell'acconciatura è in continua evoluzione, con nuove tendenze che emergono regolarmente per soddisfare le mutevoli esigenze e desideri dei consumatori. Queste tendenze non solo riflettono le innovazioni tecniche e stilistiche ma anche i cambiamenti culturali e sociali in atto. Esplorare queste tendenze emergenti offre una finestra sul futuro del settore e suggerisce come i professionisti possano adattarsi per rimanere all'avanguardia.

Una delle principali tendenze è l'aumento della personalizzazione. I clienti cercano sempre più servizi su misura che rispondano alle loro specifiche esigenze di stile, tipo di capello e routine di cura personale. Questo ha portato allo sviluppo di trattamenti personalizzati, dai prodotti per la cura dei capelli formulati individualmente fino a tecniche di taglio e colorazione adattate alla forma del viso, al tono della pelle e persino allo stile di vita del cliente.

La sostenibilità rappresenta un'altra tendenza chiave. Con una crescente consapevolezza ambientale, i consumatori sono alla ricerca di saloni eco-friendly che utilizzano prodotti biologici, vegani e cruelty-free. Questo interesse si estende anche alle pratiche sostenibili all'interno del salone, come il riciclo dei materiali di scarto e l'utilizzo di energia rinnovabile.

Innovazioni tecnologiche: L'adozione di strumenti avanzati come forbici laser, ferri arricciacapelli senza fili e applicazioni mobili per la prenotazione degli appuntamenti sta trasformando l'esperienza in salone.

Ritorno alle origini: Una riscoperta delle tecniche tradizionali mescolata con metodi moderni sta guadagnando popolarità, offrendo acconciature che combinano il meglio dei due mondi.

Formazione continua: I parrucchieri investono in corsi specializzati per tenersi aggiornati sulle ultime tecniche e tendenze, garantendo così un servizio d'avanguardia ai loro clienti.

In conclusione, le tendenze emergenti nel settore dell'acconciatura riflettono un movimento verso la personalizzazione, la sostenibilità e l'innovazione tecnologica. Per mantenere la competitività, i professionisti dovranno abbracciare queste tendenze, adattandosi continuamente alle aspettative in evoluzione dei loro clienti.

6.2 L'impatto della tecnologia sull'acconciatura

L'avanzamento tecnologico ha rivoluzionato numerosi settori, e l'industria dell'acconciatura non fa eccezione. Questo cambiamento si manifesta non solo attraverso nuovi strumenti e prodotti ma anche tramite l'integrazione di software e piattaforme digitali che migliorano l'esperienza complessiva di clienti e professionisti. L'impatto della tecnologia sull'acconciatura è profondo, influenzando sia le tecniche operative che la gestione del business.

Uno degli aspetti più evidenti è l'introduzione di strumenti avanzati per il taglio, la colorazione e lo styling dei capelli. Forbici laser, ferri arricciacapelli senza fili e asciugacapelli ultraleggeri ad alta efficienza sono solo alcuni esempi di come la tecnologia abbia reso gli strumenti più sicuri, efficienti ed efficaci. Queste innovazioni permettono ai professionisti dell'acconciatura di eseguire servizi con una precisione mai vista prima, riducendo al contempo il rischio di danneggiare i capelli.

Parallelamente agli strumenti fisici, il software per la gestione dei saloni ha trasformato il modo in cui questi operano quotidianamente. Sistemi di prenotazione online, app mobili personalizzate per saloni e piattaforme per la gestione delle relazioni con i clienti (CRM) facilitano prenotazioni più efficienti, promozioni mirate e una comunicazione migliorata tra il personale e i clienti. Queste soluzioni digitali consentono ai saloni di ottimizzare le loro operazioni, offrendo al contempo un servizio cliente superiore.

Realizzazione di diagnosi capillari tramite intelligenza artificiale (IA), che consente ai professionisti di offrire consulenze personalizzate basate su analisi precise.

Sviluppo di applicazioni mobili che permettono ai clienti di visualizzare virtualmente acconciature e colorazioni prima dell'applicazione reale.

Utilizzo della stampa 3D per creare accessori per capelli personalizzati o addirittura estensioni su misura.

In conclusione, l'impatto della tecnologia sull'industria dell'acconciatura è vasto e continua a espandersi man mano che emergono nuove innovazioni. I professionisti del settore devono rimanere aggiornati su queste tendenze tecnologiche per migliorare non solo la qualità dei loro servizi ma anche l'efficienza operativa del loro business. Abbracciando queste innovazioni, i saloni possono distinguersi in un mercato competitivo, offrendo esperienze uniche ed entusiasmanti ai loro clienti.

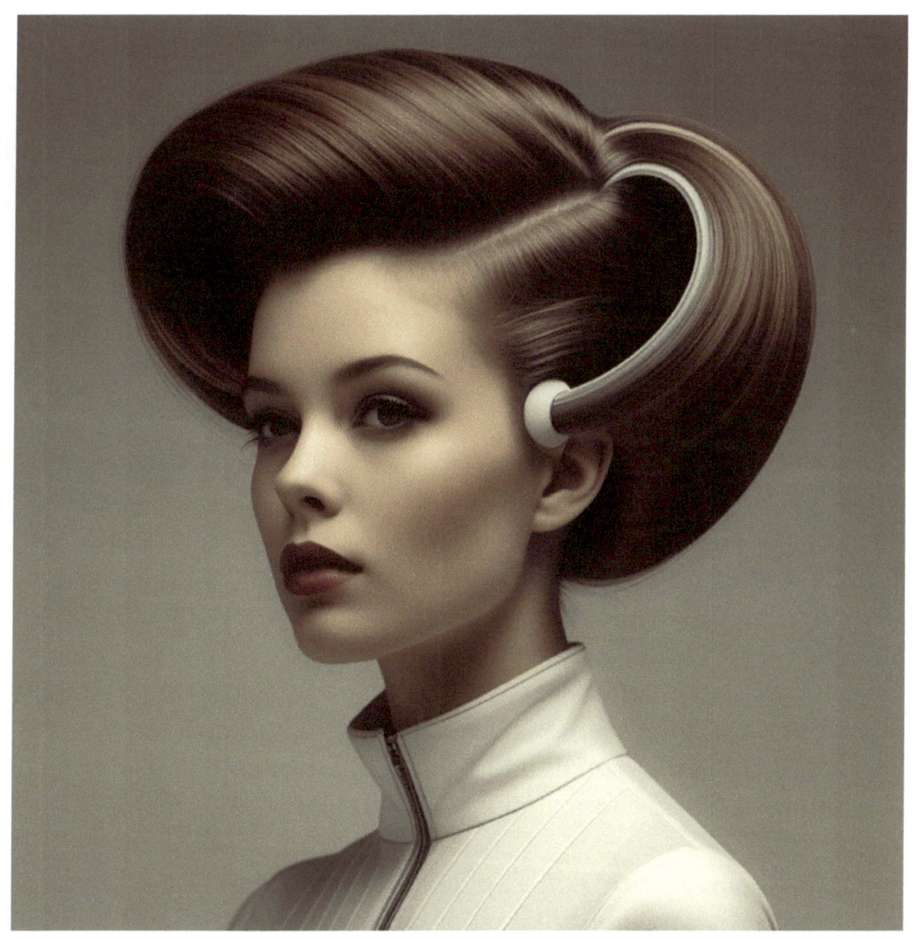

6.3 Sfide e opportunità per i parrucchieri del futuro

L'industria dell'acconciatura si trova di fronte a un periodo di trasformazione senza precedenti, guidato dall'avanzamento tecnologico e dai cambiamenti nelle aspettative dei consumatori. Questo scenario presenta sia sfide che opportunità per i parrucchieri del futuro, richiedendo una continua evoluzione delle competenze e l'adozione di nuove strategie operative.

Una delle principali sfide è rappresentata dalla necessità di rimanere aggiornati con le ultime tecnologie e tendenze. L'introduzione di strumenti avanzati e software per la gestione dei saloni richiede una formazione continua, non solo sulle tecniche di acconciatura ma anche sull'utilizzo efficace delle nuove tecnologie. Inoltre, l'aumento della concorrenza online, con piattaforme che offrono servizi a domicilio o consulenze virtuali, impone ai parrucchieri tradizionali di rivedere il proprio modello di business per rimanere competitivi.

D'altra parte, queste stesse sfide aprono la porta a numerose opportunità. La capacità di offrire consulenze personalizzate tramite intelligenza artificiale o l'utilizzo di applicazioni mobili per visualizzare acconciature prima dell'applicazione reale possono differenziare significativamente l'offerta di un salone. Inoltre, la personalizzazione estrema dei servizi, possibile grazie alla stampa 3D per accessori capillari su misura o all'utilizzo di prodotti ecosostenibili rispondenti alle crescenti preoccupazioni ambientali dei consumatori, rappresenta un ulteriore vantaggio competitivo. Adattamento alle esigenze digitali dei clienti attraverso piattaforme online intuitive per prenotazioni e consultazioni.

Sviluppo di partnership con aziende tecnologiche per integrare le ultime innovazioni nel quotidiano operativo del salone.

Investimento in formazione professionale continua per garantire che il personale sia sempre al passo con le novità del settore.

In conclusione, mentre le sfide poste dall'avanzamento tecnologico e dai cambiamenti nei comportamenti dei consumatori sono indubbiamente significative, esse portano con sé l'opportunità per i parrucchieri del futuro di ridefinire il concetto stesso di acconciatura. Abbracciando queste innovazioni e adattandosi alle nuove esigenze del mercato, i professionisti dell'acconciatura possono non solo sopravvivere ma prosperare in questo nuovo panorama industriale.

Riferimenti:

- Smith, J. (2021). L'impatto della tecnologia sull'industria dell'acconciatura. Hair Trends Journal, 15(2), 45-58.

- Rossi, M. (2020). Strategie innovative per i parrucchieri del futuro. Rivista Italiana di Bellezza, 8(4), 112-125.

- Gallo, S. (2019). La sfida dell'ecosostenibilità nel settore dell'acconciatura. EcoHair Magazine, 12(3), 30-42.

L'autrice Sara Uggé la potete trovare da MAGIC WOMAN in via Conte Rosso 10 a Milano. Tel/WhatsApp 333 2047 110